中药功用速查手册

刘宇　编著

中国纺织出版社有限公司

图书在版编目（CIP）数据

中药功用速查手册 / 刘宇编著 . -- 北京：中国纺织出版社有限公司，2023.10（2024.3重印）

ISBN 978-7-5229-0821-2

Ⅰ. ①中… Ⅱ. ①刘… Ⅲ. ①中药学－研究 Ⅳ. ① R28

中国国家版本馆 CIP 数据核字（2023）第 145960 号

责任编辑：樊雅莉 高文雅 责任校对：高 涵 责任印制：王艳丽

中国纺织出版社有限公司出版发行

地址：北京市朝阳区百子湾东里 A407 号楼 邮政编码：100124

销售电话：010—67004422 传真：010—87155801

http://www.c-textilep.com

中国纺织出版社天猫旗舰店

官方微博 http://weibo.com/2119887771

天津千鹤文化传播有限公司印刷 各地新华书店经销

2023 年 10 月第 1 版 2024 年 3 月第 2 次印刷

开本：710×1000 1/32 印张：3.75

字数：55 千字 定价：26.00 元

编写说明

1. 本手册编写内容以《全国高等中医药院校规划教材——中药学》（高学敏主编）为蓝本。

2. 以"关键词"的形式收录281味常用中药的功用要点，并列出了中药学"应知应会"复习要点，提纲挈领、简明扼要，使学习者对药物的精髓一目了然，可供高等中医药院校中药学相关专业学生复习备考、巩固提高使用。

3. 本手册以每味药物的第一归经为编排体例。

目 录

第二章　归肝经药物（共 90 味）

第三章　归脾（胃）经药物（共 42 味）

第四章 归肺经药物（共 68 味）

第五章　归肾经药物（共 12 味）

第六章　归其他经药物（共10味）

附录　中药学"应知应会"复习要点

第一章

归心经药物（共59味）

1. 桂枝

【功效要点】

（1）辛甘温煦，通阳扶卫，善于宣阳气于卫分，畅营血于肌表，有助卫实表，发汗解肌，外散风寒之功。对于外感风寒，不论表实无汗、表虚有汗及阳虚受寒者，均可应用。

（2）辛散温通，具有温通经脉，散寒止痛之效。

（3）甘温，既可温扶脾阳以助运水，又可温肾阳、逐寒邪以助膀胱气化，是治疗痰饮病、蓄水证的常用药。

（4）善于助心阳，通血脉，止悸动。

2. 竹叶

【功效要点】

（1）长于清心泻火以除烦，并能清胃生津以止渴。可治热病伤津，烦热口渴；热病后期，余热未清，气津两伤；外感风热，烦热口渴。

（2）上可治心火上炎之口舌生疮，下可疗心移热于小肠之小便短赤涩痛。

3. 淡竹叶

【功效要点】

（1）主归心经，能清心火以除烦，入胃经而泻胃火以止渴。

（2）性寒能清泻心胃实火，甘淡能渗湿利尿。

4. 栀子

【功效要点】

（1）苦寒清降，能清泻三焦火邪，泻心火而除烦，为治热病心烦、躁扰不宁之要药。

（2）为清利下焦肝胆湿热之要药，还治肝胆火热上攻之目赤肿痛。

（3）善清利下焦湿热而通淋，清热凉血以止血，可用治血淋涩痛或热淋证及血热妄行之吐衄等证。

（4）功能清热泻火、凉血解毒，可用治火毒疮疡、红肿热痛。

5. 黄连

【功效要点】

（1）大苦大寒，清热燥湿之力大于黄芩，尤长于清中焦湿热。

（2）善去脾胃及大肠湿热，为治泻痢要药。

（3）泻火解毒，尤善清泻心经实火，可用治心火亢盛所致的神昏、烦躁之证。

（4）既可清热燥湿，又能泻火解毒，尤善疗疔毒。

（5）善清胃火而用治胃火炽盛、消谷善饥之消渴证。

（6）制成软膏外敷，可治皮肤湿疹、湿疮。

6. 苦参

【功效要点】

（1）苦寒，功能清热燥湿而治胃肠湿热所致的泄泻、痢疾。

（2）既能清热燥湿，又可杀虫止痒，为治湿热所致的带下证及某些皮肤病的常用药。

（3）既能清热，又能利尿，可用治湿热蕴结之小便不利、灼热涩痛。

7. 马尾连

【功效要点】

（1）善于清热燥湿，功似黄连，可治湿热泻痢及黄疸。

（2）能泻心火以除烦，治热病心神不安。

（3）入肺经而泻肺火。

（4）入心经泻心火，可用治疮疡肿痛，目赤肿痛。

8. 穿心莲

【功效要点】

（1）苦寒降泄，清热解毒，凡温热之邪所引起的病证皆可应用。

（2）善清肺火，凉血消肿。

（3）苦燥性寒，有清热解毒、燥湿止痢之功。

（4）既能清热解毒，又能凉血消痈，故可用治火热毒邪诸证。

9. 大青叶

【功效要点】

（1）苦寒，善解心胃二经实火热毒，又入血分而能凉血消斑，气血两清，故可用治温热病心胃毒盛，热入营血，气血两燔，高热神昏，发斑发疹。

（2）善解瘟疫时毒，有解毒利咽、凉血消肿之效。

🦋 10. 板蓝根

【功效要点】

（1）入心、胃经，善于清解实热火毒，有类似于大青叶的清热解毒之功，而更以解毒利咽散结见长。

（2）有清热解毒、凉血消肿之功，主治多种瘟疫热毒之证。

🦋 11. 紫花地丁

【功效要点】

（1）入心肝血分，能清热解毒，凉血消肿，消痈散结，为治血热壅滞、痈肿疮毒、红肿热痛的常用药物，尤以治疗毒为其特长。

（2）解蛇毒。

（3）疗肝热目赤肿痛及外感热病。

🦋 12. 半边莲

【功效要点】

（1）有较好的清热解毒作用，是治疗毒热所致疮痈肿毒诸证的常用药，内服外用均可，尤以鲜品捣烂外敷疗效更佳。

（2）有利水消肿之功，可用治水肿、小便不利。

（3）兼有利水祛湿之功，对皮肤湿疮、湿疹及疥癣有较好疗效。

13. 白蔹

【功效要点】

（1）苦寒清泄，辛散消肿，故有清热解毒、消痈散结、敛疮生肌、消肿止痛之效。

（2）苦寒，既能清解火热毒邪，又具敛疮生肌止痛之功，故常用治水火烫伤。

（3）尚有清热凉血，收敛止血作用。

14. 绿豆

【功效要点】

（1）甘寒，清热解毒，以消痈肿。可广泛用于热毒疮痈肿痛，单用煎服有效。

（2）甘寒，清热消暑，除烦止渴，通利小便，夏季常用本品煮汤冷饮，以疗暑热烦渴尿赤等症。

（3）为附子、巴豆、砒霜等辛热毒烈之剂中毒及食物中毒等的解毒良药。

（4）有利水消肿之功。

15. 生地黄

【功效要点】

（1）苦寒入营血分，为清热、凉血、止血之要药。

（2）甘寒养阴，苦寒泄热，入肾经而滋阴降火，养阴津而泄伏热。

（3）甘寒质润，既能清热养阴，又能生津止渴。

16. 牡丹皮

【功效要点】

（1）苦寒，入心肝血分，善清营分、血分实热，功能清热凉血止血。

（2）入血分而善于清透阴分伏热，为治无汗骨蒸之要药。

（3）辛行苦泄，有活血祛瘀之功。

（4）清热凉血之中，善于散瘀消痈。

17. 紫草

【功效要点】

（1）咸寒，入肝经血分，有凉血活血、解毒透疹之功。

（2）甘寒清热解毒，咸寒清热凉血，并能活血消肿，善治疮疡、湿疹、水火烫伤。

18. 水牛角

【功效要点】

苦寒，入心肝血分，能清热凉血、泻火解毒定惊，用治温热病热入血分之高热神昏谵语、惊风癫狂；血热妄行之斑疹吐衄；痈肿疮疡，咽喉肿痛。

19. 川乌

【功效要点】

（1）善于祛风除湿，温经散寒，有明显的止痛作用，为治风寒湿痹证之佳品，尤宜于寒邪偏盛之风湿痹痛者。

（2）辛散温通，散寒止痛之功显著，故常用于阴寒内盛之心腹冷痛。

（3）可用于跌打损伤，骨折瘀肿疼痛，古时亦常用于麻醉止痛。

20. 络石藤

【功效要点】

（1）尤宜于风湿热痹，筋脉拘挛，腰膝酸痛。

（2）能清热凉血，利咽消肿，可用治热毒壅盛之喉痹、痈肿。

（3）能通经络，凉血而消肿止痛。

21. 茯苓

【功效要点】

（1）味甘能补，味淡能渗，药性平和，既可祛邪，又可扶正，利水而不伤正气，实为利水消肿之要药，可用治寒热虚实的各种水肿。

（2）善渗泄水湿，使湿无所聚，痰无由生，以疗痰饮眩晕及呕吐。

（3）能健脾渗湿而止泻，尤宜于脾虚湿盛泄泻。

（4）可益心脾而宁心安神，用治心脾两虚，气血不足之心悸、失眠、健忘。

 22. 木通

【功效要点】

（1）利水消肿，下利湿热，使湿热之邪下行从小便排出。

（2）上清心经之火，下泄小肠之热。常治心火上炎、口舌生疮，或心火下移小肠而致的心烦尿赤等症。

（3）本品可通经下乳。

23. 瞿麦

【功效要点】

（1）能清心与小肠火，导热下行，有利尿通淋之功，为治淋证常用药，尤以热淋最为适宜。

（2）能破血通经，对于血热瘀阻之经闭或月经不调尤宜。

24. 灯心草

【功效要点】

（1）可清热利尿，适用于小便不利、淋沥涩痛之证，但质轻力薄。

（2）入心经清心火，可利尿泄热以导心火下降，用于心火扰神所致的心烦失眠。

25. 垂盆草

【功效要点】

（1）能利湿退黄，用于湿热黄疸。

（2）有清热解毒及消痈散肿之功，用于痈肿疮疡、咽喉肿痛、虫蛇咬伤、水火烫伤。

26. 附子

【功效要点】

（1）上助心阳，中温脾阳，下补肾阳，为回阳救逆第一品药。

（2）辛甘温煦，有峻补元阳、益火消阴之效，凡肾、脾、心诸脏阳气衰弱者均可应用。

（3）气雄性悍，走而不守，能温经通络，逐经络中风寒湿邪，故有较强的散寒止痛作用。凡风寒湿痹周身骨节疼痛者均可用之，尤善治寒痹痛剧。

27. 小蓟

【功效要点】

（1）善清血分之热而凉血止血，无论吐血、衄血、便血、崩漏等出血由于血热妄行所致者皆可选用；兼能利尿通淋，故尤善治尿血、血淋。

（2）能清热解毒，散瘀消肿，用治热毒疮疡初起肿痛之证。

28. 大蓟

【功效要点】

（1）主治血热妄行之诸出血证，尤多用于吐血、咳血及崩漏下血。

（2）既能凉血解毒，又可散瘀消肿，无论内外痈肿都可运用，单味内服或外敷均可。

29. 苎麻根

【功效要点】

（1）功能凉血止血，凡血分有热，络损血溢之诸出血证，皆可应用。

（2）既能止血，又能清热安胎，历来被视为安胎之要药，凡胎热不安、胎漏下血之证，可单用取效。

（3）可清热解毒，治热毒痈肿，多以外用为主。

30. 羊蹄

【功效要点】

（1）既能凉血止血，又可收敛止血，用于血热所致的咳血、吐血、衄血及紫癜等出血之证。

（2）清热解毒，杀虫止痒，为治癣、疥之良药。

（3）能泻热通便，功类大黄，作用缓和，素有"土大黄"之称。

31. 仙鹤草

【功效要点】

（1）广泛用于全身各部的出血之证，因其药性平和，大凡出血病证，无论寒热虚实，皆可应用。

（2）药性平和，兼可补虚，对于久痢及血痢尤其适合。

（3）有解毒截疟之功，可治疗疟疾寒热。

（4）有强壮补虚之功，可治疗劳力过度导致的脱力劳伤。

32. 延胡索

【功效要点】

活血行气止痛佳品，可"行血中气滞，气中血滞，专治一身上下诸痛"，为常用止痛药，无论何种痛证，均可配伍使用。

33. 乳香

【功效要点】

（1）既能散瘀止痛，又能活血消痈，祛腐生肌，为伤科要药。

（2）既入气分，又入血分。内可宣通脏腑气血，外能透达经络，能"定诸经之痛"，可用于一切气滞血瘀之痛证。

34. 没药

【功效要点】

常与乳香相须为用。本品偏于化瘀散血，以血瘀气滞较重的胃痛多用；乳香偏于行气伸筋，于痹证多用。

🕊 35. 丹参

【功效要点】

（1）善于活血化瘀，可祛瘀生新而不伤正，善调经水，为妇科调经常用药，有"一味丹参,功同四物"之说，对血热瘀滞之证尤为适宜。

（2）可广泛用于各种瘀血病证，如脘腹疼痛、癥瘕积聚、跌打损伤、风湿痹证等。

（3）可用于热毒瘀阻引起的疮痈肿毒。

（4）既能清热凉血，又可除烦安神。

🕊 36. 红花

【功效要点】

（1）为活血祛瘀、通经止痛之要药，是妇产科血瘀病证的常用药。

（2）可活血通经，祛瘀消癥，治疗癥瘕积聚。

（3）善治疗瘀阻心腹之胁痛。

（4）为治跌打损伤，瘀滞肿痛之要药。

（5）可用于瘀热郁滞之斑疹色黯。

🕊 37. 桃仁

【功效要点】

（1）为治多种瘀血阻滞病证的常用药，常与红花相须为用。

（2）善活血祛瘀以消痈，常用治肺痈、肠痈等证。

（3）富含油脂，可润燥滑肠，用于多种肠燥便秘证。

（4）味苦可降肺气，有止咳平喘之功。

38. 益母草

【功效要点】

（1）主入血分，善活血调经、祛瘀通经，为产后病要药。

（2）既可利水消肿，又能活血化瘀，尤善治水瘀互结之水肿。

（3）既能活血散瘀以止痛，又能清热解毒以消肿。

39. 儿茶

【功效要点】

（1）既能活血散瘀，又能收敛止血，可用治多种内外伤出血病证。

（2）苦燥性凉，能解毒收湿、敛疮生肌，外用治疗多种外科疮疡、痔疮等病证。

40. 刘寄奴

【功效要点】

（1）温散善走，能活血散瘀、止痛止血而疗伤。

（2）善于行散，能破血通经、散瘀止痛。

（3）既能醒脾开胃，又可消食化积。

41. 竹沥

【功效要点】

（1）治痰热咳喘、痰稠难咯、顽痰胶结者最宜。

（2）入心肝经，善涤痰泄热而开窍定惊。

42. 天竺黄

【功效要点】

清化热痰、清心定惊之功与竹沥相似而无寒滑之弊。

43. 朱砂

【功效要点】

（1）寒能降火，重可镇怯，专入心经，既可重镇安神，又能清心安神，为镇心、清火、安神定志之要药。

（2）略有镇惊止痉之功。

（3）不论内服外用，均有清热解毒功效。

44. 磁石

【功效要点】

（1）入心经可以镇惊安神，入肾经可顾护真阴，镇摄浮阳，安神定志。用于肾虚肝旺，肝火上炎，扰动心神或惊恐气乱，神不守舍之心神不宁、惊悸失眠等。

（2）既可平肝潜阳，又可益肾补阴，用于肝阳上亢证。

（3）补益肝肾，有聪耳明目之功。

（4）纳气归肾，可平喘。

45. 龙骨

【功效要点】

（1）为重镇安神的常用药，治心神不宁、心悸失眠、健忘多梦等症。

（2）有较强的平肝潜阳作用。

（3）有收敛固涩作用，治疗多种正虚滑脱之证。

（4）外用有收湿、敛疮、生肌之效。

46. 琥珀

【功效要点】

（1）质重而镇，有镇惊安神功效。

（2）入心肝血分，有活血通经、散瘀消痈作用。

（3）有利尿通淋之功，尤多用于血淋。

47. 酸枣仁

【功效要点】

（1）入心肝经，能养心阴、益肝血而有安神之效，为养心安神要药。

（2）味酸收敛而有止汗之功。

48. 柏子仁

【功效要点】

（1）药性平和，主入心经，有养心安神之效。

（2）质润，富含油脂，有润肠通便之效。

49. 灵芝

【功效要点】

（1）入心经，可补心血、益心气、安心神，治疗气血不足、心神失养等证。

（2）入肺经，可补益肺气、温肺化痰、止咳平喘，治疗咳喘证。

（3）有补养之功，治疗虚劳短气、不思饮食、手足逆冷、烦躁口干等症。

50. 首乌藤

【功效要点】

（1）入心肝二经，能补阴养血、养心安神，适用于阴虚血少之失眠多梦、心神不宁、头目眩晕等症。

（2）养血祛风，通经活络止痛，用于血虚身痛或风湿痹痛。

（3）有祛风止痒之功。

51. 合欢皮

【功效要点】

（1）入心肝经，善解肝郁，为悦心安神要药，能使五脏安和，心志欢悦。

（2）能活血祛瘀，续筋接骨，用于跌打损伤、骨折筋断。

（3）有活血消痈之功，能消散内外痈肿。

52. 远志

【功效要点】

（1）既能安心气而宁心安神，又能通肾气而强志不忘，为交通心肾、安定神志、益智强识之佳品。

（2）可治痰阻心窍之癫痫抽搐、惊风发狂等症。

（3）能祛痰止咳，治痰多黏稠、咳吐不爽或外感风寒、咳嗽痰多。

（4）功擅疏通气血之壅滞而消散痈肿。

🕊 53.牛黄

【功效要点】

（1）能清心、祛痰、开窍醒神，用治温热病热入心包及中风、惊风、癫痫等痰热阻闭心窍所致的神昏谵语、高热烦躁、痰涎壅塞等症。

（2）有清心、凉肝、息风止痉之功，常用于治疗小儿急惊风之壮热神昏、惊厥抽搐等症。

（3）性凉，为清热解毒之良药。

🕊 54.珍珠

【功效要点】

（1）入心肝经，重可镇怯，有安神定惊之效。

（2）清心肝之热而定惊止痉。

（3）善于清肝明目，疗多种眼疾。

（4）可清热解毒、生肌敛疮，治口舌生疮、牙龈肿痛、咽喉溃烂。

🕊 55.麝香

【功效要点】

（1）气极香，走窜之性甚烈，有很强的开窍通闭、辟秽化浊作用，为醒神回苏之要药，可用于寒热虚实的各种闭证神昏，寒闭尤宜。

（2）辛香行散，有良好的活血散结、消肿止痛作用，内服外用均有良效。

（3）开通走窜，可行血中之瘀滞，开经络之壅遏，具有活血通经止痛之效，亦为治心腹暴痛之佳品、伤科要药。

（4）辛香走窜，力达胞宫，有催生下胎之效。

56. 冰片

【功效要点】

（1）开窍醒神之功似麝香但力稍弱（相须），为凉开之品，更宜用于热病神昏。

（2）有清热泻火、明目退翳之功，为五官科常用药，对于目赤肿痛，单用点眼即效。

（3）有清热解毒、防腐生肌作用。

57. 石菖蒲

【功效要点】

（1）不但有开窍醒神之功，而且有化湿、豁痰、辟秽之效，故擅长治痰湿秽浊之邪蒙蔽清窍所致的神志昏乱。

（2）辛温芳香，善化湿浊、醒脾胃、行气滞、消胀满。

（3）善治湿浊、热毒蕴结肠中所致的水谷不纳、里急后重（噤口痢）。

（4）入心经，开心窍、益心智、安心神、聪耳明目。

58. 甘草

【功效要点】

（1）补益心气，益气复脉，主要用于心气不足所致的心动悸、脉结代。

（2）补益脾气，作用缓和，"助参芪以成气虚之功"。

（3）可止咳、祛痰，兼有一定平喘作用。

（4）临床与白芍配伍，可用于多种原因所致的脘腹、四肢挛急作痛。

（5）长于清热解毒和解救多种食药之毒。

（6）调和药性（俗称"国老"）。

59. 浮小麦

【功效要点】

（1）益心气，敛心液，轻浮走表，可实腠理、固皮毛，为养心敛液、固表止汗之佳品。

（2）甘凉并济，能益气阴、除虚热。

第二章

归肝经药物（共 90 味）

🦋 1. 柴胡

【功效要点】

（1）对于外感表证发热，无论风热、风寒表证，皆可应用。

（2）对于寒邪在少阳，寒热往来、胸胁苦满、口苦咽干、目眩，本品用之最宜，为治少阳证之要药，常与黄芩同用，以清半表半里之热。

（3）辛行苦泄，性善条达肝气，疏肝解郁。

（4）能升举脾胃清阳之气，用于中气不足、气虚下陷诸证。

（5）可截疟，是治疗疟疾寒热的常用药。

🦋 2. 夏枯草

【功效要点】

（1）苦寒，主入肝经，善清泻肝火以明目，对目珠疼痛、入夜尤甚者尤为适宜。

（2）常用于肝郁化火，痰火凝聚之瘰疬、瘿瘤、乳痈肿痛。

3. 决明子

【功效要点】

（1）主入肝经，善清肝明目而治肝热目赤肿痛。

（2）苦寒入肝，既能清泻肝火，又能平抑肝阳，可治肝阳上亢之头痛眩晕。

（3）兼入大肠经而能清热润肠通便。

4. 谷精草

【功效要点】

善疏散头面风热、明目退翳，治风热上攻之目赤肿痛、羞明多泪、头痛齿痛。

5. 龙胆

【功效要点】

（1）尤善清下焦湿热、肝胆实火。

（2）可治肝经热盛、热极生风所致的高热惊风抽搐。

6. 秦皮

【功效要点】

（1）苦寒而收涩，功能清热燥湿、收涩止痢、止带，可用于湿热泻痢、里急后重。

（2）能清泻肝火、明目退翳。

7. 青黛

【功效要点】

（1）苦寒清热，咸以入血，有清热解毒、凉血、止血、消斑之功，善治温毒发斑，血热吐衄。

（2）可清热解毒，凉血消肿，治咽痛口疮、火毒疮疡。

（3）清肝火，泻肺热，又凉血止血，主治肝火犯肺、咳嗽胸痛、痰中带血。

（4）咸寒，善清肝火，祛暑热，有息风止痉之功。

8. 贯众

【功效要点】

（1）既清气分之实热，又解血分之热毒，凡温热毒邪所致之证皆可用之。

（2）主入肝经，有凉血止血之功，尤善治崩漏下血。

（3）可驱杀多种肠道寄生虫。

9. 蒲公英

【功效要点】

（1）为清热解毒、消痈散结之佳品，主治内外热毒疮痈诸证，兼可疏郁通乳，为疗乳痈之要药。

（2）能清利湿热，利尿通淋，对湿热引起的淋证、黄疸有较好疗效。

（3）可清肝明目，治肝火上炎引起的目赤肿痛。

10. 野菊花

【功效要点】

（1）清热泻火、解毒利咽、消肿止痛力胜，为治外科疗痈之良药。

（2）善治风火或肝火上攻之目赤肿痛、头痛眩晕。

11. 重楼

【功效要点】

（1）清热解毒，消肿止痛，为治痈肿疗毒、毒蛇咬伤的常用药。

（2）苦寒入肝，有凉肝泻火、息风定惊之功。

（3）入肝经血分，能消肿止痛，化瘀止血，可治跌打损伤。

12. 土茯苓

【功效要点】

（1）对梅毒或因梅毒服用汞剂中毒而致肢体拘挛、筋骨疼痛者疗效尤佳，为治梅毒的要药。

（2）可用于湿热引起的热淋、带下、湿疹湿疮等证。

（3）清热解毒，兼可消肿散结。

13. 马齿苋

【功效要点】

（1）清热解毒，凉血止痢，为治痢疾的常用药物。

（2）清热解毒，凉血消肿，治疗血热毒盛、痈肿疮疡。

（3）清热凉血，收敛止血，治崩漏便血。

14. 山慈菇

【功效要点】

（1）有清热解毒、消痈散结之功。

（2）较广泛地用于癥瘕痞块和多种肿瘤。治疗肝硬化、瘰疬、瘿瘤等有明显疗效。

15. 熊胆

【功效要点】

（1）可凉心清肝，息风止痉。主治肝火炽盛、热极生风所致的高热惊风、癫痫、子痫、手足抽搐。

（2）常用于热毒蕴结所致的疮疡痈疽、咽痛、痔疮等。

（3）有明目退翳之功，治肝热目赤肿痛、羞明多泪等。

16. 赤芍

【功效要点】

（1）入肝经血分，善清泻肝火，泄血分郁热而奏凉血、止血之功。

（2）清肝火，治目赤肿痛、痈肿疮疡。

（3）具活血散瘀止痛之功，治肝郁胁痛、经闭痛经、癥瘕腹痛、跌打损伤。

17. 青蒿

【功效要点】

（1）长于清透阴分伏热，可用治温病后期，余热未清、夜热早凉、低热不退。

（2）有清退虚热、凉血除蒸之功。

（3）善解暑热。

（4）主入肝胆，截疟之功甚强，尤善除疟疾寒热。

18. 银柴胡

【功效要点】

（1）退热不苦泄，理阴不升腾，为退虚热、除骨蒸的常用药。

（2）可用于小儿食滞或虫积所致的疳积发热。

19. 胡黄连

【功效要点】

（1）可退虚热，除骨蒸，凉血清热。

（2）除小儿疳热。

（3）尤善除胃肠湿热，为治湿热泻痢之良药。

20. 芦荟

【功效要点】

（1）既能泻下通便，又能清肝火，除烦热，善治热结便秘，兼有心肝火旺、烦躁失眠之证。

（2）有较好的清肝火作用。

（3）能杀虫疗疳。

21. 千金子

【功效要点】

（1）功似甘遂，其性峻猛，宜于二便不利之水肿实证。

（2）有破瘀血、消癥瘕、通经脉的作用。

22. 蕲蛇

【功效要点】

（1）内走脏腑，外达肌表而透骨搜风，为截风要药。

（2）凡风湿痹证无不宜之，尤善治病深日久之风湿顽痹、经络不通、麻木拘挛、口眼㖞斜、半身不遂。

（3）为治痉挛抽搐常用药。

（4）善治麻风、疥癣、恶疮。

23. 木瓜

【功效要点】

（1）善舒筋活络，去湿除痹。为湿痹、筋脉拘挛要药，常用于腰膝关节的酸重疼痛。

（2）为脚气水肿常用药。

（3）善治吐泻转筋。

24. 蚕沙

【功效要点】

（1）善除湿舒筋，作用缓和，可用于各种痹证。

（2）善治吐泻转筋。

（3）善祛风湿，止痒。

25. 路路通

【功效要点】

善治风湿痹痛，中风半身不遂；跌打损伤；水肿；经行不畅，经闭；乳少，乳汁不通。

26. 桑枝

【功效要点】

善祛风湿而达四肢经络，通利关节，痹证新久、寒热均可应用，尤宜于风湿热痹，肩臂、关节酸痛麻木者。

27. 豨莶草

【功效要点】

（1）能祛筋骨间风湿，通经络，利关节，治疗风湿热痹，中风半身不遂。

（2）可祛风清热解毒，治疗风疹、湿疮、疮痈。

28. 雷公藤

【功效要点】

（1）为治风湿顽痹要药，苦寒清热力强，消肿止痛功效显著，尤宜于关节红肿热痛、肿胀难消、晨僵、功能受限，甚至关节变形者。

（2）可苦燥除湿止痒，杀虫攻毒，对多种皮肤病皆有良效。

（3）苦寒可疗疔疮肿毒。

29. 老鹳草

【功效要点】

（1）有较好的祛风湿、通经络作用。

（2）可清热解毒而止泻痢。

（3）有清热解毒之功，治疮疡内服外用皆可。

30. 穿山龙

【功效要点】

（1）常用于风湿痹痛、腰腿疼痛、肢体麻木。以治热痹为多。

（2）入肺经，可清肺化痰，止咳平喘。

31. 五加皮

【功效要点】

（1）为强壮性祛风湿药，尤宜于老人及久病体虚者。

（2）能补肝肾、强筋骨，常用于筋骨痿软、小儿五迟、体虚乏力。

（3）可温肾除湿而利水，治疗水肿、脚气不利。

32. 狗脊

【功效要点】

（1）肝肾不足，兼有风寒湿邪之腰痛脊强，不能俯仰者最为适宜。

（2）可治肝肾虚损、腰膝酸软、下肢无力。

（3）可温补固肾，治遗尿、白带过多。

33. 雪莲花

【功效要点】

（1）尤宜于风湿痹证而寒湿偏盛，及风湿日久，肝肾亏损，腰膝软弱者。

（2）可温肾壮阳；调冲任，止血，治月经不调、经闭痛经、崩漏带下。

34. 香加皮

【功效要点】

（1）有利水消肿作用。

（2）为治风湿痹证常用之品。

35. 车前子

【功效要点】

（1）善通利水道，清膀胱热结，善治湿热下注于膀胱而致小便淋沥涩痛者。

（2）分清浊，善利小便以实大便，尤宜于小便不利之水泻。

（3）善清肝热而明目。

（4）可清肺化痰止咳，治肺热咳嗽痰多。

36. 金钱草

【功效要点】

（1）清肝胆之火，除下焦之热，有清热利湿退黄之效。

（2）善消结石，尤宜于石淋。

（3）可疗恶疮肿毒、毒蛇咬伤。

37. 虎杖

【功效要点】

（1）有清热利湿之功，治黄疸、淋浊、带下。

（2）有凉血清热解毒作用，治水火烫伤、痈肿疮毒、毒蛇咬伤。

（3）有活血散瘀止痛之功，治经闭、癥瘕、跌打损伤。

（4）可清肺热、化痰止咳。

38. 鸡骨草

【功效要点】

（1）治疗肝胆湿热引起的黄疸，常与茵陈等配合应用。

（2）可治乳痈。

（3）治疗肝郁之胁肋不舒、胃脘疼痛。

39. 吴茱萸

【功效要点】

（1）既暖肝经之寒邪，又疏肝气之郁滞，为治肝寒气滞诸痛证的要药。

（2）可散寒止痛，疏肝解郁，降逆止呕，制酸止痛。

（3）温脾益肾，助阳止泻，为治脾肾阳虚、五更泄泻的常用药。

40. 小茴香

【功效要点】

（1）可治寒疝腹痛、睾丸偏坠胀痛、少腹冷痛、痛经。

（2）温中散寒，理气开胃止呕。

41. 青皮

【功效要点】

（1）尤宜于肝郁气滞之胸胁胀痛、疝气疼痛、乳房肿痛者。

（2）入胃经而行气止痛，疗脘腹胀痛。

（3）可消积化滞，治疗食积气滞痛甚。

（4）辛散力大，可治气滞血瘀之癥瘕积聚，久疟痞块。

42. 川楝子

【功效要点】

（1）每与延胡索配伍，用于肝郁气滞或肝郁化火之胸腹诸痛（金铃子散）。

（2）治疝气痛，尤宜于治疗热疝。

（3）可驱杀肠道寄生虫；疗癣。

43. 荔枝核

【功效要点】

（1）可疏肝理气、行气散结、散寒止痛，主治寒凝气滞之疝气痛。

（2）疏肝和胃、理气止痛，可疗胃脘久痛、痛经、产后腹痛。

44. 香附

【功效要点】

（1）"气病之总司，女科之主帅"。

（2）为疏肝解郁，行气止痛之要药。

（3）为妇科调经之要药。

（4）还入脾经，有宽中、消食下气之功。

45. 天仙藤

【功效要点】

可疗胃脘痛、疝气痛、产后腹痛；妊娠水肿；风湿痹痛；癥瘕积聚。

46. 九香虫

【功效要点】

（1）温通利膈，行气止痛，疗肝郁之胸胁、脘腹胀痛。

（2）有温肾壮阳、助阳起痿之功。

47. 地榆

【功效要点】

（1）可治多种血热出血之证，尤宜于下焦便血、痔血、崩漏下血。

（2）为治水火烫伤要药；对于疮疡肿毒，无论成脓与否均可应用。

48. 槐花

【功效要点】

（1）对下部血热的便血、痔血最为适宜。

（2）长于清泻肝火，对肝火上炎之目赤、头胀头痛及眩晕有效。

49. 三七

【功效要点】

（1）有止血不留瘀、化瘀不伤正的特点，对人体内外各种出血，无论有无瘀滞，均可应用，尤以有瘀滞者为宜。

（2）为瘀血诸证之佳品，为伤科要药。凡跌打损伤、筋骨折伤、瘀血肿痛者，本品皆为首选，对痈疽肿痛也有良效。

（3）有补虚强壮的作用。

50. 茜草

【功效要点】

（1）既可凉血止血，又能活血行血，可用于血热妄行或血瘀脉络之出血证，对于血热夹瘀的各种出血证尤为适宜。

（2）可用于经闭、跌打损伤、风湿痹证等血瘀经络闭阻之证，尤为妇科调经要药。

51. 蒲黄

【功效要点】

（1）为止血行瘀之良药，有止血不留瘀的特点，对出血证无论属寒属热，有无瘀滞，均可应用，但以属实夹瘀者为宜。

（2）可行血通经，消瘀止痛，凡跌打损伤、痛经、产后腹痛、心腹疼痛均可应用，尤为妇科所常用。

（3）既能止血，又能利尿通淋，故可用治血淋尿血。

52. 降香

【功效要点】

（1）能化瘀行血止血，适用于瘀滞性出血证，尤其适用于跌打损伤所致的内外出血之证，为外科常用之品。

（2）可降气辟秽，和中止呕。

53. 棕榈炭

【功效要点】

（1）为收敛止血之要药，广泛用于各种出血之证，尤多用于崩漏，以治出血而无瘀滞者为宜。

（2）苦涩收敛，能止泻止带，可用于久泻久痢、妇人带下。

54. 血余炭

【功效要点】

（1）有止血不留瘀的特点，尤多用于咳、衄、吐、尿血等证。

（2）能通窍、通利水道，治小便不利。

55. 艾叶

【功效要点】

（1）暖气血而温经脉，为温经止血之要药，适用于虚寒性出血证，尤宜于崩漏。

（2）温经脉、逐寒湿、止冷痛，尤善于调经，为妇科下焦虚寒或寒客胞宫的要药；亦为安胎之要药。

（3）捣绒后制成艾条等熏灸穴位，可温煦气血，透达经络。

56. 川芎

【功效要点】

（1）为血中之气药，既能活血化瘀，又能行气止痛，治气滞血瘀之胸胁、腹部诸痛。

（2）下调经水，中开郁结，为妇科要药，能活血调经，可治多种妇产科疾病。

（3）可上行头目，祛风止痛，为治头痛要药，无论风寒、风热、风湿、血虚、血瘀头痛均可随证配伍用之——"头痛须用川芎"。

（4）祛风通络止痛，治风湿痹痛。

57. 郁金

【功效要点】

（1）既能活血，又能行气，可用治气滞血瘀之痛证。

（2）能解郁开窍，性寒入心经，可清心热，用于痰浊或热邪蒙蔽心窍。

（3）入肝经血分，能凉血降气止血，治疗多种血热出血证。

（4）入肝胆经，退黄疸。

58. 姜黄

【功效要点】

（1）既入气分，又入血分，能活血行气而止痛。

（2）外散风寒湿，内行气血，尤长于行肢臂而除痹痛。

（3）与白芷、细辛等配伍疗牙痛。

59. 五灵脂

【功效要点】

（1）专入肝经血分，善于活血化瘀止痛，为治疗瘀滞疼痛的要药，常与蒲黄相须为用。

（2）既能活血散瘀，又可止血，用于瘀血内阻、血不归经之出血。

60. 泽兰

【功效要点】

（1）辛散苦泄温通，行而不峻，善活血调经，为妇科经产瘀血病证的常用药。

（2）可活血祛瘀以消肿止痛。

（3）既能活血祛瘀，又能利水消肿，对瘀血阻滞、水瘀互结之水肿尤为适宜。

61. 牛膝

【功效要点】

（1）活血祛瘀之力较强，性善下行，长于活血调经，其活血祛瘀作用又有疏利降泄的特点，尤多用于妇科经产诸疾以及跌打伤痛。

（2）既能活血祛瘀，又可补益肝肾、强健筋骨，兼能祛风除湿。

（3）性善下行，既能利水通淋，又可活血祛瘀。

（4）能导热下泄，引血下行，以降上炎之火。

62. 鸡血藤

【功效要点】

（1）行血散瘀，调经止痛，性质和缓，又兼补血作用，凡妇人血瘀、血虚之月经病证均可应用。

（2）行血养血，舒筋活络，为治疗经脉不畅、络脉不和病证的常用药。

63. 王不留行

【功效要点】

活血通经，走而不守，治疗血瘀经闭、痛经、难产；行血脉，通乳汁，为治疗产后乳汁不下常用之品；性善下行，能活血利尿通淋，善治多种淋证。

64. 土鳖虫

【功效要点】

（1）咸寒入血，主入肝经，性善走窜，能活血消肿止痛，续筋接骨疗伤，为伤科要药。

（2）能破血逐瘀而消积通经，常用于经产瘀滞之证及积聚痞块。

65. 马钱子

【功效要点】

（1）散结消肿止痛，为伤科疗伤止痛之佳品。

（2）苦泄有毒，可攻毒止痛。

（3）善于搜筋骨间风湿，开通脉络，透达关节，止痛力强，为治风湿顽痹、拘挛疼痛、麻木瘫痪的常用药。

66. 骨碎补

【功效要点】

（1）活血散瘀、消肿止痛、续筋接骨，为伤科要药。

（2）苦温入肾经，能温补肾阳，强筋健骨，可疗肾虚腰痛、耳聋耳鸣、牙痛、久泄。

67. 莪术

【功效要点】

（1）既入气分，又入血分，能破血散瘀，消癥化积，行气止痛，适用于气滞血瘀、食积日久而成的癥瘕积聚以及气滞、血瘀、食停、寒凝所致的诸般痛证。

（2）行气止痛，消食化积，用于食积不化之脘腹胀痛。

（3）三棱偏于破血，莪术偏于破气。

68. 穿山甲（最新版药典将其删除）

【功效要点】

（1）善于走窜，性专行散，既能活血祛瘀，又可消癥通经，治疗癥瘕、经闭。

（2）内达脏腑，外通经络，活血祛瘀力量强，能通利脉络，透达关节。

（3）擅长通经下乳，为治疗产后乳汁不下的要药。

（4）能活血消痈，消肿排脓。可使脓未成者消散，脓已成者速溃，为治疮疡肿痛的要药。

69. 海藻

【功效要点】

疗瘿瘤、瘰疬、睾丸肿痛、痰饮水肿。

70. 石决明

【功效要点】

（1）可清肝热、镇潜肝阳、利头目，为凉肝、镇肝之要药，又有滋养肝阴之功，故对肝肾阴虚、肝阳眩晕，尤为适宜。

（2）清肝火而明目退翳。

（3）煅后可收敛、制酸、止痛、止血。

71. 珍珠母

【功效要点】

（1）与石决明相似，有平肝潜阳、清泻肝火的作用。

（2）质重入心经，有镇惊安神之功。

（3）性寒清热，能清肝明目。

（4）研末对湿疮瘙痒、消化性溃疡有一定作用。

72. 牡蛎

【功效要点】

（1）质重能镇，有安神之功效，用治心神不安、惊悸怔忡、失眠多梦等症，常与龙骨相须为用。

（2）有平肝潜阳、益阴之功，用治水不涵木、阴虚阳亢。

（3）软坚散结，治疗痰核、瘰疬、瘿瘤、癥瘕积聚。

（4）煅后有与煅龙骨相似的收敛固涩作用，治疗多种滑脱之证。

（5）煅后可制酸止痛。

73. 代赭石

【功效要点】

（1）为矿石类药物，质重沉降，长于镇潜肝阳；又性味苦寒，善清肝火，为重镇潜阳常用之品。

（2）尤善降上逆之胃气而具止呕、止呃、止噫之效。

（3）能降上逆的肺气而平喘。

（4）有凉血止血之效，尤适宜于气火上逆、迫血妄行之出血证。

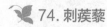 74. 刺蒺藜

【功效要点】

（1）主入肝经，可平抑肝阳。

（2）功能疏肝而散郁结，又能入血分而活血，用治胸胁胀痛、乳闭胀痛。

（3）味辛，疏散肝经风热而明目退翳，为祛风明目要药。

（4）轻扬疏散，有祛风止痒之效。

 75. 羚羊角

【功效要点】

（1）善能清泄肝热，平肝息风，镇惊解痉，为治惊痫抽搐之要药，尤宜于热极生风所致者。

（2）质重主降，有平肝潜阳之功。

（3）善清泻肝火而明目。

（4）入心肝二经，可气血两清，清热凉血散血，泻火解毒，用于温热病壮热神昏、谵语躁狂、斑疹、抽搐等。

76. 钩藤

【功效要点】

（1）既能清肝热，又能平肝阳，可用治肝火上

攻或肝阳上亢的头胀头痛、眩晕等症。

（2）有和缓的息风止痉作用，又能清泄肝热，对于热极生风、四肢抽搐及小儿高热惊风，尤为适宜。

（3）轻清疏泄之性，能清热透邪，用于外感风热、头痛目赤及斑疹透发不畅之证。

77. 天麻

【功效要点】

（1）味甘质润，药性平和，可用于各种病因导致的肝风内动、惊痫抽搐，不论寒热虚实，皆可配伍应用。

（2）既能息肝风，又可平肝阳，为治眩晕、头痛的要药，无论虚证、实证，皆可配伍应用。

（3）可祛外风、通经络、止痛，治中风手足不遂、筋骨疼痛等。

78. 地龙

【功效要点】

（1）既能息风止痉，又善于清热定惊，适用于热极生风所致的神昏谵语、痉挛抽搐及小儿惊风癫痫等。

（2）善于通行经络，治疗中风后气虚血滞、经络不利、半身不遂、口眼㖞斜。

（3）尤适用于关节红肿热痛、屈伸不利之热痹。

（4）长于清肺平喘。

（5）可清热结而利水道。

（6）降压。

🦋 79. 全蝎

【功效要点】

（1）既平肝息风，又搜风通络，有良好的息风止痉之效，为治痉挛抽搐的要药，常与蜈蚣同用。

（2）有散结、攻毒之功，外敷可治疮疡肿毒、瘰疬痰核。

（3）对风寒湿痹久治不愈，筋脉拘挛，甚则关节变形之顽痹，作用颇佳。

（4）用治顽固性偏正头痛。

🦋 80. 僵蚕

【功效要点】

（1）既能息风止痉，又能化痰定惊，对惊风、癫痫而夹痰热者尤为适宜。

（2）治风中经络，口眼㖞斜。

（3）有祛外风、散风热、止痛、止痒之功。

（4）软坚散结，又可化痰，可治痰核、瘰疬。

81. 杜仲

【功效要点】

（1）肾虚腰痛尤宜。

（2）补肝肾、固冲任以安胎。

82. 续断

【功效要点】

（1）辛温散寒，用治肾阳不足，下元虚冷之阳痿不举、遗精滑泄、遗尿尿频等症。

（2）补益肝肾，强筋壮骨，通利血脉，治腰膝酸痛、寒湿痹痛。

（3）补益肝肾，调理冲任，有固本安胎之功，可用于肝肾不足之崩漏下血、胎动不安等症。

（4）可活血祛瘀、续筋接骨、疗伤止痛。

83. 当归

【功效要点】

（1）长于补血，为补血之圣药。

（2）既为补血之要剂，又为妇科调经的基本药（四物汤），善治血虚血瘀、月经不调、经闭痛经。

（3）为活血行气之要药，善治虚寒性腹痛、跌打损伤、痈疽疮疡、风寒痹痛。

（4）善补血以润肠通便。

84. 熟地黄

【功效要点】

（1）为养血补虚之要药。

（2）善滋补肾阴，填精益髓，为补肾阴之要药——"大补五脏真阴"。

85. 白芍

【功效要点】

（1）味酸，收敛肝阴以养血，治肝血亏虚、月经不调。

（2）养血柔肝而止痛，善治肝脾不和、胸胁脘腹疼痛、四肢挛急疼痛。

（3）养血敛阴，平抑肝阳，治肝阳上亢、头痛眩晕。

（4）止汗。

86. 何首乌

【功效要点】

（1）生用：解毒、截疟、润肠通便。

（2）制用：补益精血。

87. 枸杞子

【功效要点】

为平补肾精肝血之品，治疗精血不足之视力减退、内障目昏、腰膝酸软、滑精滑泄、耳聋、牙齿松动、须发早白、失眠多梦及肝肾阴虚、潮热盗汗、消渴等，都颇为常用。

88. 墨旱莲

【功效要点】

（1）适用于肝肾阴虚或阴虚内热之须发早白、头晕目眩、失眠多梦、腰膝酸软、遗精耳鸣等症。

（2）长于凉血止血，尤宜于阴虚血热之出血证。

89. 女贞子

【功效要点】

补益肝肾，乌须明目。

90. 鳖甲

【功效要点】

（1）可滋阴清热、潜阳息风，适用于肝肾阴虚所致的阴虚内热、阴虚风动、阴虚阳亢诸证。尤长于退虚热、除骨蒸。

（2）长于软坚散结，适用于肝脾肿大、癥瘕积聚。

第三章

归脾（胃）经药物（共42味）

1. 葛根

【功效要点】

（1）具有发汗解表、解肌退热之功，外感表证发热，无论风寒与风热，均可选用本品。

（2）长于缓解外邪郁阻、经气不利、筋脉失养所致的项背强痛。

（3）有发表散邪、解肌退热、透发麻疹之功，故可用治麻疹初起、表邪外束、疹出不畅。

（4）性味甘凉，于清热之中，又能鼓舞脾胃清阳之气上升，而有生津止渴和止泻痢之效。

（5）能直接扩张血管，使外周阻力下降，而有明显的降压作用，可较好缓解高血压患者的"项紧"症状。

2. 白鲜皮

【功效要点】

（1）清热燥湿，泻火解毒，祛风止痒，治湿热疮毒、湿疹、疥癣。

（2）治湿热黄疸、风湿热痹。

3. 败酱草

【功效要点】

（1）为治疗肠痈腹痛的首选药物。

（2）有破血行瘀、通经止痛之功，治产后瘀阻腹痛。

4. 白头翁

【功效要点】

（1）尤善于清胃肠湿热及血分热毒，为治热毒血痢的良药。

（2）主入阳明，有解毒凉血消肿之功。

5. 白花蛇舌草

【功效要点】

（1）有较强的清热解毒作用，治痈肿疮毒、咽喉肿痛、毒蛇咬伤，现代广泛用于各种癌症的治疗。

（2）有良好的清热利湿通淋作用。

6. 白薇

【功效要点】

（1）善入血分，有清热凉血、益阴除热之功，治阴虚内热、产后发热。

（2）既能清热凉血，又能利尿通淋。

（3）可清热凉血，解毒疗疮，消肿散结。

（4）清肺热而透邪，退虚热而益阴。

7. 大黄

【功效要点】

（1）荡涤肠胃，推陈致新，为治疗积滞便秘的要药。又因苦寒沉降，善能泄热，故实热便秘尤为适宜。

（2）味苦善降，可使上炎之火下泄，收清热泻火、凉血止血之功。

（3）内服、外用均可清热解毒，治热毒疮痈、烧烫伤。

（4）有较好的活血逐瘀通经作用，可疗瘀血诸证。

（5）有泻下通便、导湿热外出之功，可疗湿热痢疾、黄疸、淋证。

8. 芒硝

【功效要点】

（1）味咸润燥软坚，对实热积滞、大便燥结者尤为适宜，与大黄相须为用。近年常用于胆石症腹痛便秘者。

（2）有较好的清热消肿作用，治咽痛、口疮、目赤、痈疮肿毒等。

9. 火麻仁

【功效要点】

能润肠通便，兼有滋养补虚作用，适用于老人、产妇及体弱津血不足的肠燥便秘证。

10. 巴豆霜

【功效要点】

（1）能峻下冷积，开通肠道闭塞，适用于寒邪食积，阻结肠道，大便不通，腹满胀痛。

（2）峻泻之品，可治腹水鼓胀。

（3）能祛痰利咽以利呼吸。近代用于白喉及喉炎引起的喉梗阻，本品吹喉可解。

（4）外用有蚀腐肉、疗疮毒的作用。

11. 秦艽

【功效要点】

（1）质偏润而不燥，为风药中的润剂。风湿痹痛，筋脉拘挛，骨节酸痛，无论寒热新久，均可配伍应用。性偏寒，有清热作用，故对热痹尤为适宜。

（2）祛风邪，舒筋络，善"活血荣筋"，用于中风半身不遂、口眼㖞斜、四肢拘急、舌强不语等。

（3）退虚热、除骨蒸，为疗虚热要药。

（4）苦以降泄，能清肝胆湿热而退黄。

12. 藿香

【功效要点】

（1）为芳香化湿要药，多用于寒湿困脾所致的脘腹痞闷、食少神疲等症。

（2）对于湿浊中阻所致的呕吐，本品最为有效。

（3）既能化湿，又可解暑，治暑湿或湿温初起。

13. 佩兰

【功效要点】

与藿香相须；擅长治疗脾瘅证。

14. 苍术

【功效要点】

（1）对湿阻中焦、脾失健运而致的脘腹胀闷、呕恶食少、吐泻乏力、舌苔白腻等症，最为适宜。

（2）长于祛湿，故痹证湿胜者尤宜。

（3）以风寒表证夹湿者最为适宜。

（4）用于夜盲症或眼目昏涩。

15. 厚朴

【功效要点】

（1）为消除胀满的要药。

（2）可下气宽中，消积导滞，治疗食积气滞、腹胀便秘。

（3）可治疗痰饮喘咳。

（4）梅核气常选用。

16. 砂仁

【功效要点】

（1）为"醒脾调胃要药"，凡湿阻或气滞所致之脘腹胀痛等脾胃不和诸证常用，尤其是寒湿气滞者最为适宜。

（2）能温中暖胃以达止呕止泻之功，但重在温脾。

（3）能行气和中而止呕安胎。

17. 薏苡仁

【功效要点】

（1）既利水消肿，又健脾补中，常用于脾虚湿盛之水肿腹胀、小便不利。

（2）尤宜于脾虚湿盛之泄泻。

（3）渗湿除痹，能舒筋脉，缓和拘挛。

（4）可清肺肠之热，消痈排脓。

🦋 18. 茵陈

【功效要点】

（1）退黄要药。

（2）解毒疗疮，用于湿热内蕴之风疹瘙痒、湿疮等。

🦋 19. 干姜

【功效要点】

（1）主入脾胃经而长于温中散寒、健运脾阳，为温暖中焦的主药。

（2）有温阳守中、回阳通脉之功，疗亡阳证，与附子相须。

（3）善温肺散寒化饮。

🦋 20. 丁香

【功效要点】

（1）暖脾胃而行气滞，尤善降逆，有温中散寒、降逆止呕、止呃之功，为治胃寒呕逆的要药。

（2）可温中散寒止痛，治疗胃寒脘腹冷痛。

（3）有温肾助阳起痿作用。

21. 花椒

【功效要点】

（1）长于温中燥湿、散寒止痛、止呕止泻。

（2）有驱蛔杀虫的作用。

22. 陈皮

【功效要点】

（1）有行气止痛、健脾和中之功，用于寒湿阻中之气滞最为适宜。

（2）善疏理气机、调畅中焦而使升降有序，治疗呕吐、呃逆。

（3）既能燥湿化痰，又可温化寒痰，能宣肺止咳，为治痰要药。

23. 枳实

【功效要点】

（1）辛行苦降，善破气除痞、消积导滞。

（2）能行气化痰以消痞，破气除满而止痛，治胸痹、结胸。

（3）善破气行滞而止痛，治气血阻滞之胸胁疼痛。

（4）行气助活血而止痛，疗产后腹痛。

24. 木香

【功效要点】

（1）善行脾胃之气滞，既为行气止痛要药，又是健脾消食的佳品。

（2）善行大肠之气滞，为治湿热泻痢里急后重之要药。

（3）既能行气健脾，又可疏肝利胆。

（4）能通畅气机，可疗胸痹。

（5）在补益剂中使用可防腻胃与滞气之弊。

25. 沉香

【功效要点】

（1）性温祛寒，善散胸腹阴寒，行气以止痛。

（2）辛温散寒，味苦质重性降，善温胃降气而止呕。

（3）能温肾纳气，降气平喘。

26. 大腹皮

【功效要点】

（1）主入脾胃经，能行气导滞，为宽中利气之捷药。

（2）能开宣肺气而行水消肿，为利水要药。

27. 柿蒂

【功效要点】

降胃气而止呃逆，为止呃要药。凡胃气上逆所致的各种呃逆均可应用。

28. 山楂

【功效要点】

（1）能治各种饮食积滞，尤为消化油腻肉食积滞的要药。

（2）入肝经，能行气散结止痛，炒用兼能止泻止痢。

（3）兼入肝经血分，能通行气血，有活血祛瘀止痛之功，治疗瘀阻胸腹痛、痛经。

（4）降血脂。

29. 神曲

【功效要点】

尤宜于外感表热兼食滞者。

30. 麦芽

【功效要点】

（1）尤能促进米面薯芋等淀粉类食物的消化。

（2）回乳。

（3）还可疏肝解郁。

31. 鸡内金

【功效要点】

（1）广泛用于各种食积证。

（2）可固精缩尿止遗，治疗遗精遗尿。

（3）入膀胱经，有化坚消石之功。

32. 使君子

【功效要点】

（1）既有良好的驱杀蛔虫作用，又有缓慢的滑利通畅之性，为驱蛔要药，尤宜于小儿。

（2）还能健脾消疳。

33. 槟榔

【功效要点】

（1）以泻下作用驱除虫体为优点，用治绦虫证疗效最佳。

（2）善行胃肠之气，消积导滞，兼能缓泻通便。

（3）既能利水，又能行气，治疗水肿、脚气肿痛。

34. 炮姜

【功效要点】

（1）主入脾经，温经止血，主治脾胃虚寒、脾不统血之出血病证。

（2）善暖脾胃，能温中止痛止泻，适用于虚寒性腹痛腹泻。

35. 半夏

【功效要点】

（1）为燥湿化痰、温化寒痰的要药，尤善治脏腑湿痰。

（2）为止呕要药，各种原因引起的呕吐，均可配伍用之，对痰饮或胃寒所致的胃气上逆呕吐尤宜。

（3）辛开散结，化痰消痞，治疗心下痞、结胸、梅核气。

（4）内服、外用可疗瘿瘤、痰核、痈疽肿毒、毒蛇咬伤。

36. 党参

【功效要点】

（1）主归脾肺二经，以补脾肺之气为主要作用。其补益脾肺之功与人参相似而力稍弱。

（2）既能补气，又可补血。

（3）对热伤气津之气短口渴，有补气生津作用，适用于气津两伤的轻证。

37. 黄芪

【功效要点】

（1）为补中益气要药；长于治疗脾虚中气下陷之久泻脱肛、内脏下垂；为治气虚水肿的要药；可补气生津，促进津液的生成与输布而有止渴之效。

（2）补益肺气；益卫固表，治气虚自汗。

（3）补气之功还能收托毒生肌之效，治疗疮疡难溃难腐，或溃久难敛。

（4）补气以行血，治气虚血滞、筋脉失养，症见肌肤麻木或半身不遂。

38. 白术

【功效要点】

（1）"脾脏补气健脾第一要药"——既长于补气以复脾运，又能燥湿、利尿以除湿邪。

（2）补益脾气，固表止汗，功似黄芪。

（3）益气安胎。

39. 山药

【功效要点】

（1）多用于脾气虚弱或气阴两虚，但气轻力缓，非堪专任。

（2）补肺气，兼能滋肺阴。

（3）补肾气，兼可滋养肾阴。

（4）补脾肺肾之气和脾肺肾之阴，疗消渴。

40. 大枣

【功效要点】

（1）补益脾气。

（2）是治疗心失充养、心神无主而致脏躁的要药。

（3）保护胃气，防药之峻烈之性。

41. 麦冬

【功效要点】

（1）长于滋养胃阴、生津止渴，兼清胃热。广泛用于胃阴虚有热的舌干口渴、胃脘疼痛、饥不欲食、呕逆等症。

（2）又善养肺阴，清肺热。

（3）养心阴，清心热，略有除烦安神之效。

42. 石斛

【功效要点】

（1）长于滋养胃阴、生津止渴，兼可清胃热。

（2）适用于肾阴亏虚之目暗不明、筋骨痿软及阴虚火旺、骨蒸劳热等证。

第四章

归肺经药物（共 68 味）

1. 麻黄

【功效要点】

（1）味辛发散，性温散寒，善于宣肺气、开腠理、透毛窍而发汗解表，发汗力强，为发汗解表之要药；宜用于风寒外郁、腠理密闭无汗的外感风寒表实证，每与桂枝相须为用，以增强发汗散寒解表之功；因兼有平喘之功，故对风寒表实而有喘逆咳嗽者尤为适宜。

（2）可外开皮毛之郁闭，内降上逆之气，以复肺宣发肃降之职，故善平喘，为治疗肺气壅遏所致喘咳的要药。

（3）上宣肺气，发汗解表，使肌肤之水湿从毛窍外散；下输膀胱，通调水道，令风水之水肿从利尿而解，故宜于风邪袭表、肺失宣降的水肿、小便不利兼有表证者。

2. 紫苏

【功效要点】

（1）外可解表散寒，内能行气宽中，且略兼化痰止咳之功，故风寒表证而兼气滞、胸脘满闷、恶心呕逆，或咳喘痰多者，较为适宜。

（2）行气而兼有宽中除胀、和胃止呕、理气安胎之功。

3. 生姜

【功效要点】

（1）发汗解表、祛风散寒之力较弱，多作为辅助之品。

（2）温中散寒，对寒犯中焦或脾胃虚寒之脘腹冷痛、食少呕吐者，可有祛寒开胃、止痛止呕之效。

（3）"呕家圣药"——随证配伍可治疗多种呕吐，属胃寒者最宜。

（4）温肺：对于肺寒咳嗽，不论有无外感或痰多痰少，均可应用。

（5）解毒（解鱼蟹毒，生南星、生半夏之毒）。

4. 香薷

【功效要点】

（1）入肺经可发汗解表而散寒，入脾经可化湿和中而祛暑——"夏月麻黄"，治疗暑天贪凉饮冷之外感风寒、内伤暑湿。

（2）外可发汗以散肌表之水湿，又能宣肺气启上源，通畅水道以利尿退肿，多用于水肿而有表证者。

5. 荆芥

【功效要点】

（1）为发散风寒药中药性最为平和之品，对于外感表证，无论风寒、风热或寒热不明显者，均可广泛应用。

（2）质轻透散，可祛风止痒，宣散疹毒。

（3）祛风解表、宣通壅结而达消疮之功，可用于疮疡初起有表证者。

（4）炒炭后性味由辛温转为苦涩，长于理血止血，用于吐血、衄血、便血、崩漏等多种出血证。

6. 白芷

【功效要点】

（1）以止痛、通鼻窍见长。

（2）阳明经头额痛及牙龈肿痛尤为多用。

（3）善治鼻渊之鼻塞不通、浊涕不止、前额疼痛。

（4）善除阳明经湿邪而燥湿止带。

（5）辛散温通，对于疮疡初起或脓成难溃者，均可应用。

7. 细辛

【功效要点】

（1）宜于外感风寒、头身疼痛较甚者；宜于风寒感冒而见鼻塞流涕者；既入肺经散在表之风寒，又入肾经除在里之寒邪。

（2）辛香走窜，上达巅顶，通利九窍，善于祛风散寒，且止痛能力颇强，尤宜于风寒头痛、牙痛、痹痛等多种寒痛证。

（3）为治疗鼻渊的良药。

（4）外能发散风寒，内可温肺化饮，主治风寒或寒饮咳喘证。

8. 苍耳子

【功效要点】

（1）味辛散风，苦燥湿浊，善通鼻窍以除鼻塞、止前额及鼻内胀痛，用治鼻渊头痛、不闻香臭、时流浊涕者，一药数效，标本兼治，为治鼻渊之良药，尤宜于鼻渊而有外感风寒者。

（2）可祛风除湿，通络止痛，用治风湿痹证。

9. 辛夷

【功效要点】

（1）辛散温通，能发散风寒，宣通鼻窍。

（2）外能祛除风寒邪气，内能升达肺胃清气，善通鼻窍，为治鼻渊头痛、鼻塞流涕之要药。

10. 葱白

【功效要点】

（1）适用于风寒感冒、恶寒发热之轻证。

（2）能宣通阳气，温散寒凝，可使阳气上下顺接、内外通畅，治疗阴盛格阳。

（3）外敷有散结通络下乳之功。

11. 薄荷

【功效要点】

（1）为辛凉解表药中最能宣散表邪之品，且有一定的发汗作用，为疏散风热常用之品，故风热感冒和温病卫分证十分常用。

（2）轻扬升浮，芳香通窍，功善疏散上焦风热、清头目、利咽喉。

（3）质轻宣散，有疏散风热、宣毒透疹、祛风止痒之功。

（4）兼入肝经，能疏肝行气。

（5）芳香辟秽，化湿和中，用治夏令感受暑湿秽浊之气、脘腹胀痛、呕吐泄泻。

🦋 12. 牛蒡子

【功效要点】

（1）长于宣肺祛痰、清利咽喉，故风热感冒而见咽喉红肿疼痛，或咳嗽痰多不利者，十分常用。

（2）能疏散风热、透泄热毒而使疹子透发，用治麻疹不透或透而复隐。

（3）辛苦性寒，于升浮之中又有清降之性，能外散风热，内解热毒，有清热解毒、消肿利咽之效，可用治疮毒、丹毒、痄腮、喉痹等热毒病证。

（4）性偏滑利，兼可滑肠通便，热毒炽盛兼有大便热结不通者尤为适宜。

🦋 13. 蝉蜕

【功效要点】

（1）甘寒清热，质轻上浮，长于疏散肺经风热以宣肺利咽、开音疗哑，故风热感冒，温病初起，症见声音嘶哑或咽喉肿痛者，尤为适宜。

（2）善宣散透发，疏散风热，透疹止痒。

（3）入肝经，善疏散肝经风热而有明目退翳之功；还可凉肝息风止痉，治疗小儿急慢惊风、破伤风、夜啼等证。

 14. 桑叶

【功效要点】

（1）疏散风热作用较为缓和，又可清肺热、润肺燥，常用于风热感冒、温病初起兼有肺热或燥热伤肺，咳嗽痰少，色黄而黏稠，或干咳少痰、咽痒等症。

（2）兼入肝经，有平降肝阳之效，可用于肝阳上亢、头痛眩晕、头重脚轻、烦躁易怒者；还可用治风热上攻、肝火上炎之目赤、涩痛、多泪。

（3）尚能凉血止血，治血热妄行之咳血、吐血、衄血等。

15. 菊花

【功效要点】

（1）味辛疏散，体轻达表，气清上浮，微寒清热，但发散表邪之力不强，治疗风热感冒，或温病初起，每与桑叶相须为用。

（2）性寒入肝经，可清肝热、平肝阳，常用治肝阳上亢、头痛眩晕。

（3）入肝经，既能疏散肝经风热，又能清泄肝热以明目。

（4）味苦性微寒，可清热解毒（作用不及野菊花）。

16. 升麻

【功效要点】

（1）辛散发表，透发麻疹，用治麻疹初起，透发不畅。

（2）为清热解毒之良药，阳明胃火炽盛成毒的牙龈肿痛、口舌生疮、咽喉肿痛以及皮肤疮毒等尤为多用。

（3）入脾胃经，善引脾胃清阳之气上升，其升提之力较柴胡为强。

17. 淡豆豉

【功效要点】

（1）发汗解表之力颇为平稳，无论风寒、风热表证，皆可配伍使用。

（2）长于治疗外感热病，邪热内郁胸中，心中懊恼，烦热不眠。

18. 木贼

【功效要点】

主要用于风热（或肝热）上攻于目，目赤肿痛，多泪，目生翳障；兼有止血作用。

19. 石膏

【功效要点】

（1）为清泻肺胃气分实热之要药，常与知母相须为用。

（2）既能清热泻火，除烦止渴，又能祛暑。

（3）善清肺经实热，可治肺热咳喘、发热口渴。

（4）善清泻胃火，治胃火上攻之牙龈肿痛、头痛及胃热上蒸、耗伤津液之消渴证。

（5）火煅外用，有敛疮生肌、收湿、止血等作用。

20. 知母

【功效要点】

（1）善治外感热病、高热烦渴，常与石膏相须为用。

（2）主入肺经，长于泻肺热、润肺燥。

（3）入肾经，能滋肾阴、泻肾火、退骨蒸。

（4）泻肺火、滋肺阴，泻胃火、滋胃阴，泻肾火、滋肾阴，可用治阴虚内热之消渴证。

（5）能滋阴润燥，可用治阴虚肠燥便秘证。

🦋 21. 芦根

【功效要点】

（1）既能清透肺胃气分实热，又能生津止渴、除烦。

（2）可清胃热而止呕逆。

（3）善清透肺热，用治肺热、风热咳嗽、肺痈吐脓。

（4）还可清热利尿，治疗热淋涩痛。

🦋 22. 天花粉

【功效要点】

（1）既清肺胃二经实热，生津止渴之功又著，常用治热病烦渴。

（2）既能泻火以清肺热，又能生津以润肺燥，可用治燥热伤肺、干咳少痰、痰中带血等证。

（3）可治疗慢性久病、积热内蕴、化燥伤津之消渴证。

（4）既可清热泻火而解毒，又能消肿排脓以疗疮。

🦋 23. 黄芩

【功效要点】

（1）善清肺胃胆及大肠之湿热，尤长于清中上焦湿热。

（2）善清泻肺火及上焦实热，用治肺热壅盛之咳嗽痰稠。

（3）可清热泻火以凉血止血，用治火毒炽盛迫血妄行之吐血、衄血等症。

（4）可治火毒炽盛之痈肿疮毒。

（5）善治血热之胎动不安。

🦋 24. 金银花

【功效要点】

（1）清热解毒、消痈散肿，为治一切内痈外痈之要药。

（2）善散肺经热邪，透热达表；善清心、胃热毒，有透营转气之功；可清热解毒，凉血止痢，常用治热毒痢疾、下利脓血。

🦋 25. 连翘

【功效要点】

（1）既能清心火，解疮毒，又能消散痈肿结聚，为"疮家圣药"。

（2）入心肺二经，长于清心火、散上焦风热。

（3）兼有清心利尿之功，治疗淋沥涩痛因于湿热壅滞者。

26. 鱼腥草

【功效要点】

（1）以清解肺热见长，又可消痈排脓，为治肺痈之要药。

（2）为外痈疮毒常用之品。

（3）善清膀胱湿热。

27. 金荞麦

【功效要点】

（1）以治疗肺痈咯痰脓稠腥臭或咳吐脓血为所长。

（2）有解毒、消痈、利咽、消肿之效。

28. 射干

【功效要点】

（1）清肺泻火，利咽消肿，为治咽喉肿痛常用之品。

（2）善降气消痰，平喘止咳。

 29. 山豆根

【功效要点】

（1）为治疗咽喉肿痛的要药，凡热毒蕴结之咽喉肿痛者均可用之。

（2）对胃火上炎之牙龈肿痛、口舌生疮均可应用。

30. 马勃

【功效要点】

（1）为治疗咽喉肿痛的要药，对喉证有出血和溃烂者尤为适宜。

（2）可清热凉血、收敛止血。

31. 玄参

【功效要点】

（1）咸寒入血分，能清热凉血，治温邪入营、内陷心包、温毒发斑。

（2）可滋阴润燥，治热病伤阴、津伤便秘、骨蒸劳嗽。

（3）又可清热解毒，治目赤肿痛、瘰疬、白喉、痈肿疮毒。

32. 地骨皮

【功效要点】

（1）为治有汗骨蒸之要药。

（2）多用治肺火郁结、气逆不降、咳嗽气喘、皮肤蒸热。

（3）可清热、凉血、止血，治血热妄行之吐血、衄血、尿血等。

33. 甘遂

【功效要点】

（1）善行经隧之水湿，泻下逐饮力峻。凡水肿、大腹鼓胀、胸胁停饮，正气未衰者，均可用之。

（2）可逐痰涎，治风痰癫痫。

（3）可消肿散结，治疮痈肿毒。

34. 京大戟

【功效要点】

（1）泻水逐饮之力稍逊甘遂，偏行脏腑之水湿，多治水肿、鼓胀，正气未衰者。

（2）能消肿散结，内服外用均可。

35. 芫花

【功效要点】

（1）泻水逐饮逊于甘遂、大戟之属，善泻胸胁水饮，并以祛痰止咳见长。适用于胸胁停饮之喘咳、胸胁引痛、心下痞硬及水肿、鼓胀等证。

（2）可祛痰止咳。

（3）外用可杀虫疗疮，治头疮、白秃、顽癣、痈肿。

36. 牵牛子

【功效要点】

（1）能通利二便以排泄水湿，其逐水作用虽稍缓，但仍属峻下逐水之品。

（2）可用治肺气壅滞、痰饮喘咳、面目水肿。

（3）可去积杀虫。

37. 豆蔻

【功效要点】

（1）可化湿行气，治湿阻中焦及脾胃气滞证，常用于湿温初起、胸闷不饥证。

（2）尤以胃寒湿阻气滞之呕吐最为适用。

38. 石韦

【功效要点】

（1）清利膀胱而通淋，兼可止血，尤宜于血淋。

（2）入肺经，清肺热，止咳喘。

（3）对血热妄行之吐血、衄血、尿血、崩漏尤为适用。

39. 乌药

【功效要点】

（1）性温祛寒，入肺经而宣通，入脾而宽中，能行气散寒止痛。

（2）入肾与膀胱经，温肾散寒，缩尿止遗。

40. 薤白

【功效要点】

（1）散阴寒之凝滞，通胸阳之闭结，为治胸痹的要药。

（2）有行气导滞、消胀止痛之功，治脘腹痞满胀痛、泻痢里急后重。

41. 莱菔子

【功效要点】

（1）消食化积之中，尤善行气消胀。

（2）还可降气化痰、止咳平喘，尤其适合咳喘痰壅、胸闷兼食积者。

42. 侧柏叶

【功效要点】

（1）为治疗各种出血病证的要药，尤以血热者为宜。

（2）长于清肺热、化痰止咳。适用于肺热咳喘、痰稠难咯者。

（3）有生发乌发之效，适用于血热脱发、须发早白。

43. 白茅根

【功效要点】

（1）可治多种血热出血之证，单用有效。不仅善治上部火热之出血，又因其性寒降，入膀胱经，能清热利尿，导热下行，故对膀胱湿热蕴结而致的尿血、血淋之证，尤为适宜。

（2）可利水消肿、利尿通淋、利湿退黄。

（3）既可清胃热而止呕，又可清肺热而止咳。

44. 白及

【功效要点】

（1）为收敛止血要药，临床多用于肺胃出血之证。

（2）为外疡消肿生肌的常用药，对于疮疡，无论未溃或已溃均可应用。

45. 天南星

【功效要点】

（1）毒烈之性强于半夏而祛痰止咳之功则不及，常与之相须为用。

（2）善于走经络，善祛风痰而止痉厥。

（3）外用可消肿散结止痛。

46. 白芥子

【功效要点】

（1）治寒痰壅肺、咳喘胸闷、痰多难咯，常配紫苏子、莱菔子。

（2）善散"皮里膜外之痰"，又能消肿散结止痛。

47. 旋覆花

【功效要点】

（1）降气化痰而平喘咳，消痰行水而除痞满。

（2）善降胃气而止呕噫。

48. 白前

【功效要点】

长于祛痰、降肺气以平喘咳，无论属寒属热，外感内伤，新咳久咳均可用之。尤以痰湿或寒痰阻肺、肺气失降者为宜。

49. 川贝母与浙贝母

【功效要点】

功用基本相同，但川贝母以甘为主，偏于润，肺热燥咳、虚劳咳嗽用之为宜；浙贝母苦味为主，性偏于泄，风热犯肺或痰热郁肺之咳嗽较为适宜。清热散结之功俱备，而以浙贝母为胜。

50. 瓜蒌

【功效要点】

（1）善清肺热、润肺燥而化热痰、燥痰。

（2）能利气开郁，导痰浊下行而奏宽胸散结之效。

（3）能清热散结消肿，治疗痈证。

（4）瓜蒌子润燥滑肠，适用于肠燥便秘。

51. 竹茹

【功效要点】

（1）甘寒性润，善清化热痰。

（2）可清热降逆止呕，为治热性呕逆的要药。

52. 前胡

【功效要点】

（1）宜于痰热壅肺、肺失宣降的咳喘胸满、咯痰黄稠量多。

（2）可疏散风热，宣发肺气，化痰止咳。

53. 桔梗

【功效要点】

（1）开宣肺气、祛痰利气，无论寒热皆可应用。

（2）可宣肺泄邪以利咽开音。

（3）性散上行，能利肺气以排壅肺之脓痰，多与鱼腥草等加强清肺排脓之力。

54. 海蛤壳

【功效要点】

（1）能清肺热而化痰清火，可治热痰咳嗽、痰稠色黄或痰火内郁、灼伤肺络之胸胁疼痛、咯吐痰血。

（2）能软坚散结，治疗瘿瘤、痰核。

55. 苦杏仁

【功效要点】

（1）味苦降泄，肃降兼宣发肺气而能止咳平喘，为治咳喘之要药，随证配伍可治多种咳喘病证。

（2）质润多脂，可润肠通便。

56. 紫苏子

【功效要点】

（1）长于降肺气，化痰涎，气降痰消而咳喘自平。

（2）富含油脂，能润燥滑肠。

57. 百部

【功效要点】

（1）功专润肺止咳，无论外感、内伤、暴咳、久嗽，皆可用之。

（2）有杀虫灭虱之功。

🦋 58. 紫菀与款冬花

【功效要点】

既可化痰，又能润肺，咳嗽无论寒热虚实，病程长短均可用之。款冬花重在止咳；紫菀重在祛痰。

🦋 59. 枇杷叶

【功效要点】

（1）具有清降肺气的功效。

（2）能清胃热、降胃气而止呕吐、呃逆。

🦋 60. 桑白皮与葶苈子

【功效要点】

均可泻肺平喘、利水消肿，疗肺热及肺中水气，痰饮咳喘及水肿常相须为用。桑白皮长于清肺热、降肺火，多用于肺热咳喘、痰黄及皮肤水肿；葶苈子重在泻肺中水气、痰涎，对于邪盛喘满不得平卧者尤宜，利水作用也强，可兼治鼓胀、胸腹积水之证。

🦋 61. 白果

【功效要点】

（1）性涩而收，能敛肺定喘，兼有一定化痰之功，为治喘咳痰多常用之品。

（2）收涩而固下焦，治带下、白浊、尿频、遗尿。

62. 人参

【功效要点】

（1）能大补元气，复脉固脱，为拯危救脱要药。适用于因大汗、大泻、大失血或大病、久病所致的元气虚极欲脱，气短神疲，脉微欲绝的重危证候。单用有效。

（2）为补肺要药，可改善短气喘促、懒言声微等肺气虚衰症状。

（3）为补脾要药，可改善倦怠乏力、食少便溏等脾气虚衰症状。

（4）又可补益心气，可改善心悸怔忡，胸闷气短等心气虚衰症状；并能安神益智，治疗失眠多梦、健忘。

（5）可补益肾气，用于治疗肾不纳气之虚喘和肾虚阳痿。

（6）既能补气，又可生津，治疗热病气虚津伤口渴及消渴证。

63. 西洋参

【功效要点】

偏于苦寒，兼能补阴，较适宜于热病等所致的气阴两脱证；多用于脾肺气阴两虚之证；还有益气生津的作用。

64. 紫河车

【功效要点】

（1）可补肾阳、益精血，用于肾阳不足，精血衰少证，单用有效。

（2）治疗产后乳汁缺少、面黄肌瘦、体倦乏力等。

（3）补肺气，益肾精，纳气平喘。

65. 阿胶

【功效要点】

（1）为血肉有情之品，为补血要药，多用治血虚诸证，尤以治疗出血而致血虚者为佳。

（2）止血要药。

（3）可滋阴润肺，疗肺阴虚燥咳。

（4）养阴而滋肾水，治热病伤阴、心烦失眠、阴虚风动。

66. 南沙参与北沙参

【功效要点】

均可养阴清肺、益胃生津。北沙参清养肺胃作用较强，肺胃阴虚有热之证较为多用；南沙参还可益气及祛痰，故气阴两伤及燥痰咳嗽者多用。

67. 百合

【功效要点】

（1）作用平和，能补肺阴，兼可清肺热。润肺清肺之力虽不及北沙参、麦冬等品，但兼有一定的止咳祛痰作用。

（2）能养阴清心，宁心安神，可治百合病。

68. 玉竹

【功效要点】

（1）养肺阴，略能清肺热。

（2）滋阴而不碍邪，与疏散风热之品同用，可使发汗而不伤阴，滋阴而不留邪。

（3）养胃阴，清胃热。

第五章

归肾经药物（共 12 味）

 1. 黄柏

【功效要点】

（1）苦寒沉降，长于清泻下焦湿热，用治湿热带下、热淋涩痛。

（2）善除大肠湿热以治泻痢。

（3）用治湿热下注之脚气肿痛、痿证。

（4）善泻相火，退虚热（与知母相须）。

（5）清热燥湿，疗疮疡肿毒、湿疹瘙痒。

2. 独活

【功效要点】

（1）善祛风湿，止痹痛，为治风湿痹痛主药，凡风寒湿邪所致的痹证，无论新久，均可应用，尤以腰膝、腿足关节疼痛属下部寒湿者为宜。

（2）可治疗外感风寒夹湿所致的头痛头重，一身尽痛。

（3）可治风扰肾经，伏而不出之少阴头痛。

3. 泽泻

【功效要点】

（1）利水作用较强。

（2）既能清膀胱之热，又能泄肾经之虚火，下焦湿热者尤为适宜。

4. 萆薢

【功效要点】

治膏淋、白浊、风湿痹痛。

5. 肉桂

【功效要点】

（1）为治命门火衰的要药。

（2）善祛沉寒痼冷，治腹痛、寒疝。

（3）可行气血、运经脉、散寒止痛，疗腰痛、胸痹、阴疽、闭经、痛经。

（4）能使因下元虚衰所致的上浮之虚阳回归故里，引火归元。

6. 鹿茸

【功效要点】

（1）禀纯阳之性，具生发之气，故能壮肾阳、益精血，治疗肾阳虚衰、精血不足、肾虚骨弱、腰膝无力或小儿五迟。

（2）固冲任、止带下，治疗冲任虚寒、崩漏带下。

（3）补阳气、益精血而收温补内托之用，治疗疮疡久溃不敛、阴疽疮肿内陷不起。

7. 肉苁蓉

【功效要点】

（1）治肾阳不足、精血不足、阳痿早泄、宫冷不孕、腰膝酸痛、痿软无力。

（2）疗肠燥津枯便秘。

8. 补骨脂

【功效要点】

（1）善壮肾阳，暖水脏，治疗肾虚阳痿、腰膝冷痛。

（2）善补肾助阳，固精缩尿。

（3）暖脾阳以止泻。

（4）补肾助阳，纳气平喘。

9. 益智仁

【功效要点】

（1）暖肾固精缩尿，补益之中兼有收涩之性。

（2）暖肾温脾，开胃摄唾。

10. 菟丝子

【功效要点】

（1）平补阴阳之品，功能补肾阳、益肾精以固精缩尿。

（2）补肝肾而明目。

（3）补肾益脾而止泻。

（4）补肝肾而安胎。

11. 冬虫夏草

【功效要点】

（1）兴阳起痿，治疗阳痿遗精、腰膝酸痛。

（2）为平补肺肾之佳品，功能补肾益肺、止血化痰、止咳平喘，尤以劳嗽痰血多用。

12. 龟甲

【功效要点】

（1）长于滋补肾阴，兼可滋养肝阴，适用于肝肾阴虚诸证。

（2）长于滋肾养肝，又能健骨，多用于肾虚之筋骨不健。

（3）养血补心，安神定志，适用于阴血不足、心肾失养之惊悸、失眠、健忘。

（4）尤宜于阴虚血热、冲任不固之崩漏、月经过多。

第六章

归其他经药物（共 10 味）

1. 防风

【功效要点】

（1）以祛风解表为主，虽不长于散寒，但善胜湿、止痛，且甘缓微温不峻烈，故外感风寒、风湿、风热表证均可配伍使用。

（2）祛风止痒，治多种皮肤病，以风邪所致之隐疹瘙痒较为常用。

（3）祛风散寒，胜湿止痛，为较常用的祛风湿、止痹痛药。

（4）既散外风，又除内风以止痉，用于破伤风。

（5）以升清燥湿之性，亦可用于脾虚湿盛，清阳不升或木虚土乘，肝脾不和之泄泻。

2. 羌活

【功效要点】

（1）气味雄烈，对外感风寒夹湿，恶寒发热、肌表无汗、头痛项强、肢体酸痛较重者，尤为适宜。

（2）有较强的祛风湿、止痛作用，上半身风寒湿痹、肩背疼痛者尤为多用。

3. 藁本

【功效要点】

（1）辛温香燥，性味俱升，善达巅顶，以发散太阳经风寒湿邪见长，并有较好的止痛作用。

（2）能入于肌肉、经络、筋骨之间，以祛除风寒湿邪，蠲痹止痛。

4. 大血藤

【功效要点】

（1）入大肠经，善散肠中瘀滞，为治肠痈要药。

（2）能活血散瘀，消肿止痛，治跌打损伤、经闭痛经。

（3）可活血化瘀，祛风活络止痛。

5. 番泻叶

【功效要点】

（1）适用于热结便秘，亦可用于习惯性便秘及老年便秘。

（2）能泻下行水消胀，用于腹水肿胀。

6. 威灵仙

【功效要点】

性猛善走，通十二经，既能祛风湿，又可通经络而止痛，为治风湿痹痛要药。凡风湿痹痛，肢体麻木，筋脉拘挛，屈伸不利，无论上下均可应用，尤宜于风邪偏盛，拘挛掣痛。可消骨鲠。

7. 防己

【功效要点】

（1）对风湿痹证湿热偏盛、肢体酸重、关节红肿热痛及湿热身痛者，尤为要药。

（2）善下行而泄下焦膀胱湿热，尤宜于下肢水肿、小便不利者。

（3）治湿疹疮毒。

8. 滑石

【功效要点】

（1）能清膀胱湿热而通利水道，是治淋证常用药。

（2）是治暑湿之常用药。

（3）外用有清热收湿敛疮作用。

9. 萹蓄

【功效要点】

多用于热淋、石淋、虫证、湿疹、阴痒。

10. 海金沙

【功效要点】

尤善止尿道疼痛，为治诸淋涩痛的要药；又可利水消肿。

附录

中药学"应知应会"复习要点

一、总论——解表药

《神农本草经》;《本草经集注》;《新修本草》;《本草纲目》;道地药材举例("怀");水飞;炒法;四气含义;五味的"能"(不要忽视甘、淡、香);归经的理论基础;升降浮沉的决定因素;七情的含义及举例(4个可以,2个不可以);十八反歌;先后包另烊举例。

麻黄的全部(含关键词);桂枝的全部(含关键词);紫苏叶的特点(行气、安胎、解毒);生姜的功效和称号;羌活的"上半身"痹证和"太阳经"头痛;白芷的功效和特点(前额痛、鼻渊、带下病、疮痈);薄荷的全部(含关键词);蝉蜕的全部;菊花的全部;柴胡的功效(少阳证、疏肝);葛根的应用("项紧"、消渴等)。

二、清热药

清热药的分类(5种);石膏的全部(含关键词);知母的功效;芦根的特点(肺痈、呕哕);竹叶和

104

淡竹叶的"上和下";栀子的功效和应用(××要药);夏枯草的2个点(目珠夜痛、瘰疬瘿瘤);"三黄"的功效和应用;金银花和连翘的功效和应用;肺痈、乳痈、肠痈、痢疾、梅毒、咽喉肿痛要药举例;生地黄全部;牡丹皮和赤芍的应用;青蒿的功效与应用。

三、泻下药

泻下药的分类及代表药(3种);大黄的全部(含关键词);芒硝(燥屎坚结;与大黄相须);芦荟(既泻下又清肝火);甘遂、京大戟、芫花("一句话"、十八反);巴豆霜(冷积或寒积便秘)。

四、祛风湿、化湿、利水渗湿药

祛风湿药的分类及代表药(3种);独活的全部(和羌活的对比、两种头痛);威灵仙(行痹、消骨鲠);川乌(两种疼痛、用法用量);秦艽的全部("润剂");木瓜(吐泻转筋);蕲蛇(截风要药);五加皮(五迟);桑寄生(安胎、降压)。

苍术的功效(夜盲考点);厚朴的功效(消胀除满要药);广藿香的全部;砂仁(醒脾调胃的要药,安胎);豆蔻(功效、与砂仁的区别);佩兰(脾瘅证,即口中甜腻)。

利水渗湿药分类及举例；茯苓、车前子、茵陈的全部；薏苡仁的功效；泽泻的降血脂；滑石的清解暑热；萆薢（膏淋）；金钱草（排石第一品）。

五、温里、理气、消食药

附子的全部（回阳救逆第一品药、上助心阳、中温脾阳、下补肾阳、用法用量、使用注意）；干姜（注意和生姜对比）；肉桂的功效（补命门火、引火归元）；吴茱萸（功效和关键词）；丁香（胃寒呕吐呃逆的要药）。

理气药的使用注意；陈皮的全部；枳实的功效；木香（功效、应用与关键词）；香附（功效与"总司、主帅"）；川楝子（关键词、杀虫）；薤白（胸痹要药）；青皮（与陈皮对比）；乌药（温肾缩尿）。

山楂的全部；麦芽（消面食、疏肝、回乳）；莱菔子（降气、化痰）；鸡内金（涩精止遗、排石）。

六、驱虫、止血、活血化瘀药

使君子（蛔虫、炒香嚼服）；槟榔（绦虫、行气利水）；止血药分类及举例；小蓟和大蓟（前者尿血血淋、后者热毒疮痈）；地榆（功效应用、注意痔疮及烧烫伤、和槐花相须）；槐花（清肝火）；侧柏叶（生发乌发）；白茅根（肺胃出血、治温热病）；三七（全部）；茜草（止血＋调经）；蒲黄（止血＋化瘀、包煎）；白及（全部）；仙鹤草（疟疾、脱力劳伤）；艾叶（全部）；活血化瘀药（分类举例）；川芎全部（上中下旁）；郁金（功效应用）；乳香（功效、"丝路"名品）；丹参（全部）；益母草（产后病、水肿）；桃仁（便秘、肺痈、肠痈）；红花（功效应用、和桃仁相须）；牛膝（功效、引血下行）；鸡血藤（活血＋补血）；三棱与莪术（一个偏重破血，一个偏重破气）。

七、化痰、安神、平肝息风药

化痰药（分类及举例）；半夏（全部）；天南星（相须、风痰）；白附子（头面风痰）；芥子（皮里膜外）；旋覆花（功效）；川贝母与浙贝母；瓜蒌（全部）；竹茹（功效与应用）；桔梗（舟楫之药；功效）；苦杏仁（全部）；百部（结核病、皮肤病）；紫菀与款冬花（侧重）；桑白皮与葶苈子（功效、相须、侧重）；安神药（分类及举例）；朱砂（全部）；磁石（聪耳明目、纳气平喘）；龙骨（全部）；酸枣仁（功效、关键词）；远志（全部）；石决明（全部）；牡蛎（功效）；羚羊角（全部）；天麻与钩藤（对比复习，注意关键词）；地龙（功效）；全蝎与蜈蚣（相须、力量最强）；僵蚕（风热感冒）。

八、开窍、补虚药

麝香（醒神回苏）；石菖蒲（化湿醒脾）；人参（全部）；党参（气血双补）；黄芪（全部）；白术（脾脏补气健脾第一要药、止汗、安胎）；山药（补中兼涩）；甘草（全部）；西洋参（"清补"）；大枣（脏躁）；当归（全部）；熟地黄（大补真阴、益精填髓）；阿胶（补血、止血）；何首乌（生用和制用）；白芍（柔肝与平肝）；补阴药（注意归经）；石斛（明目、强腰）；龟甲与鳖甲（注意对比）；鹿茸（全部）；淫羊藿（壮阳＋祛风湿）；杜仲（腰痛要药）；益智（"摄唾"）。